LE KÉRAPHYLLOCÈLE DU PIED DU CHEVAL

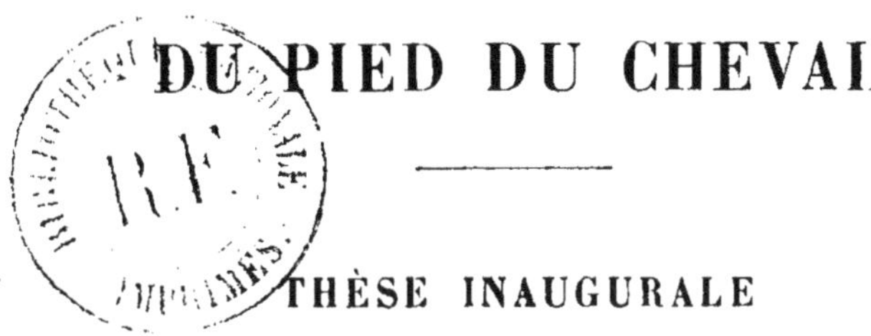

THÈSE INAUGURALE

PRÉSENTÉE A LA

FACULTÉ DE MÉDECINE VÉTÉRINAIRE DE L'UNIVERSITÉ DE BERNE

pour obtenir le grade de

Docteur en Médecine vétérinaire

PAR

Franz DUCHOSAL

Médecin-Vétérinaire à Genève (Suisse)

AVEC 12 FIGURES DANS LE TEXTE

LYON

A. REY & Cie IMPRIMEURS-ÉDITEURS

4, RUE GENTIL, 4

1909

La Faculté, sur la proposition de M. le professeur Dr GUILLEBEAU, agrée la thèse de M. Franz DUCHOSAL, et en autorise l'impression.

Berne, le 18 juin 1909.

Le Doyen :

Dr RUBELI.

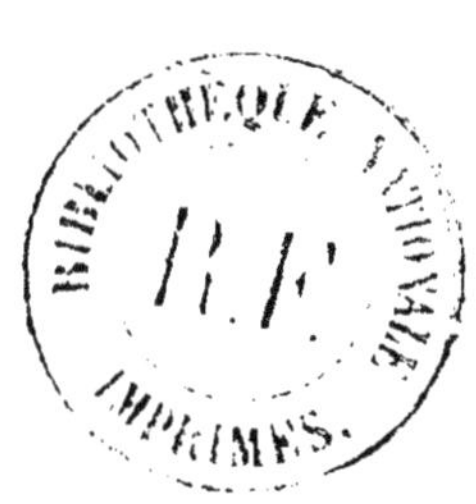

A MA CHÈRE MÈRE

LE KÉRAPHYLLOCÈLE

DU PIED DU CHEVAL

L'engrenage des feuillets de chair et de corne dans le sabot du cheval est bien fait pour susciter l'admiration des biologistes, les anomalies de cet admirable appareil ne sont pas moins intéressantes. L'étude approfondie de JUBIN sur la fourbure s'occupe des suites de la luxation de la boîte cornée et du dénuement des feuillets de chair. Cet auteur a démontré une fois de plus cette ancienne vérité qu'une croissance rapide des feuillets de chair est une suite inévitable de la diminution de pression et que la luxuriante hypertrophie de ces lamelles est accompagnée d'une abondante formation de corne feuilletée dans le sabot atteint de fourbure.

Mais, à côté de l'hypertrophie du tissu feuilleté dû à cet accident, il y a encore la surproduction de corne feuilletée en forme de colonne, étudiée en premier lieu par VATEL et appelée par lui kéraphyllocèle.

Depuis de nombreux observateurs se sont occupés de ces excroissances et on peut classer les auteurs en deux groupes dont le premier, de beaucoup le plus nombreux, voit dans la kératogénèse le trouble primaire, tandis que l'autre ne considère cette reproduction de corne que comme un phénomène de cicatrisation.

Citons parmi les premiers VATEL, auquel revient le mérite d'avoir découvert la cause d'un groupe de boiteries méconnues des hippiatres. Le kéraphyllocèle semble avoir déjà été connu au moyen âge des Arabes. Ceux-ci le décrivent comme une grosseur semblable à un noyau de datte ou peut-être plus volumineux encore, à la face interne du sabot et qui produit une claudication de l'animal.

On comprend par kéraphyllocèle, dit VATEL, une colonne cornée, souvent conique, ordinairement arrondie, de la grosseur d'une plume jusqu'à un doigt et qui s'étend dans beaucoup de cas depuis la cavité cutigérale, mais aussi depuis le tiers supérieur ou la moitié de la surface interne de la paroi pour atteindre son bord plantaire. La surface de cette tumeur est souvent inégale et présente parfois des protubérances ; le plus souvent elle est creuse et laisse alors écouler une matière noire fétide. Suivant la manière dont le kéraphyllocèle se développe, il comprime le podophylle et la surface sous-jacente de l'os du pied jusqu'à former une gouttière. Il peut se développer dans chaque région de la surface interne du sabot; cela arrive souvent en pince ou en quartier. Le plus fréquemment une excitation à la suite de seime est la cause de la production de la tumeur, qui peut aussi se développer sans qu'aucune modification de la surface externe de la paroi n'en démontre la présence. Au commencement de sa formation, l'animal boite souvent très peu, mais plus la tumeur grossit, plus la boiterie augmente. Aussi longtemps que le kéraphyllocèle n'a pas atteint le bord inférieur de la paroi, sa présence est difficile à constater, mais sitôt que cela a lieu, il se forme un épaississement de quelques lamelles du tissu réticulaire qui forme cette espèce de colonne cornée, souvent percée en son milieu, d'où s'écoule une matière noire sanieuse.

GIRARD désigne le kéraphyllocèle une excroissance cornée en dedans du sabot ou une pousse, suite d'une irritation spéciale du tissu réticulaire. La cause de cette irritation réside dans les seimes profondes, les pinçons trop forts et trop serrés, les mauvaises ferrures ou bien est inconnue. Par son accroissement, la tumeur déprime et altère la chair cannelée et s'enfonce même dans la substance de l'os, d'où une boiterie plus ou moins forte, suivant l'assouplissement de l'ongle. Il distingue le kéraphyllocèle fistuleux, rempli d'une humeur noire fétide et celui sans cavité intérieure, à tissu compact, très serré et d'une dureté particulière.

Anker distingue des kéraphyllocèles parallèles, d'autres transversaux aux fibres de la corne. Il décrit en outre toute la symptomatologie du kéraphyllocèle en pince qu'il appelle ulcère de la sole et de pince chez le cheval. La colonne ovale, de l'épaisseur d'un doigt, qui s'étend du bord plantaire dans la direction de la couronne est le résultat du durcissement des produits d'inflammation.

Leblanc rapporte un cas de kéraphyllocèle sur les limites de l'arc-boutant externe et de la sole d'un pied postérieur d'un cheval de selle. Cette production cornée, du volume d'une grosse noisette et de forme oblongue, adhérait à l'arc-boutant par un feuillet double de corne, d'autre part semblait logée dans une cavité de la sole. Agissant comme corps étranger, elle comprimait les tissus, d'où suppuration. Elle se composait de deux substances distinctes : une couche d'enveloppe mince, mais dense, enfermant de toutes parts une masse de débris cornés, suite d'une aberration de développement dans un des feuillets de l'arc-boutant. Leblanc lui reconnaît deux origines : le feuillet en question aurait recouvert une partie de la vieille corne de la sole et l'aurait complètement enveloppée, ou bien le magma trouvé à l'intérieur du suc corné aurait été fourni par la face interne de la poche elle-même ; la première supposition lui semble plus plausible, les débris de la corne fibreuse de l'arc-boutant étant eux-mêmes fibreux, ceux de la sole lamelleux et se réduisant souvent en poussière.

Brauell distingue des kéraphyllocèles de la couronne, suite d'atteintes de cette partie et ceux de la paroi qui n'atteignent pas toujours la sole. Dans ces tumeurs il a rencontré des lamelles et des espaces interlamellaires ou trous ronds, avant-coureurs de la corne tubulaire. Quelquefois les lamelles en pince, de chaque côté du kéraphyllocèle augmentent peu à peu de largeur du haut en bas jusqu'à atteindre 5 millimètres, puis se rétrécissent de nouveau à leur tiers inférieur pour atteindre la sole. En coupe transversale, on voit des lamelles cornées dont les papilles, surtout près de la base des lamelles, sont développées en dentelles, constitution qu'il compare à la couche anormale du pied comble. Les espaces interlamellaires sont remplis de substance cornée dure, on y voit également les tubes cornés ; ces tubes continuent parfois en dehors de la tumeur. Il peut arriver que les lamelles atteignent la sole, s'y ramifient en touffes et décrivent des trajets sinueux d'où la ligne blanche s'élargit jusqu'à 14 à 15 millimètres.

Bruckmüller considère le kéraphyllocèle comme formé de corne de cicatrisation. Les parties molles du tissu podophylleux mises à nu se recouvrent d'un exsudat qui se solidifie et où commence une formation toujours renouvelée de cellules épidermiques qui deviennent peu à peu cornées. Ce renouvellement constitue cette corne feuilletée qui subit l'avalure comme la corne ordinaire et disparaît, d'où rétablissement des parties molles et formation de corne normale. Mais dans beaucoup de cas, la formation de corne de cicatrice est telle à la couronne qu'il y a non seulement proéminence d'un bourrelet à la couronne de corne, mais aussi pression sur le podophylle, d'où empêchement de formation de la corne normale.

D'après Mayer, le kéraphyllocèle provient d'une fonte des feuillets cornés qui s'étendent comme une masse épaisse et blanchâtre souvent jusqu'à la couronne. C'est sans doute le produit d'inflammations anciennes du podophylle à la suite d'atteintes de la couronne, d'enclouures ou de trop forts parages, surtout en pince.

Lonhienne découvre un kéraphyllocèle en quartier

externe, grâce à un petit bourgeon jaunâtre, du volume et de la forme d'un pois, situé entre la muraille et le tissu podophylleux, légèrement déprimé en cet endroit. La tumeur elle-même était allongée, dure, du volume d'une noisette et reliée à la paroi. L'os du pied présentait une coquille aplatie rugueuse.

Outre les causes habituelles, HURTREL D'ARBOVAL a constaté la présence du kéraphyllocèle après la fourbure, la fourmilière et différentes opérations pratiquées sur la paroi.

PEUCH et TOUSSAINT n'ont jamais rencontré de kéraphyllocèle à la partie postérieure du sabot ; ils reconnaissent qu'il peut prendre naissance dans des cas exceptionnels à la face plantaire et assimilent cette tumeur à une fourbure localisée.

Pour HAUBNER, l'origine du kéraphyllocèle consiste dans les modifications, les destructions de la couronne ou de la paroi à la suite d'atteintes, d'enclouures, de seimes.

BOULEY distingue trois sortes de kéraphyllocèle : au début, cette tumeur a un volume très petit, ayant à peine le diamètre d'une aiguille à tricoter, sa forme est généralement demi-cylindrique ; à mesure qu'elle augmente, elle prend la forme d'un cône ou d'une pyramide irrégulière, dont la base correspond au bord inférieur du sabot. Puis son volume peut atteindre la grosseur d'un tuyau de plume, d'un crayon et prendre la forme fusiforme, ou avoir un aspect irrégulier, être renflée ou rétrécie en certains points. Le kéraphyllocèle peut affecter une disposition bifide lorsqu'il atteint la cavité cutigérale, ce qui à lieu à la suite d'atteintes du bourrelet. Pour Bouley aussi, l'étiologie de la colonne qui constitue le kéraphyllocèle est la même que celle du coin de corne de la fourbure chronique. Dans les deux cas, l'appareil kératogène séparé du sabot, congestionné et irrité, entre en activité secrétoire au delà de la mesure physiologique et donne cette colonne de corne, diminutif du coin de la fourbure que l'on peut considérer comme un kéraphyllocèle très élargi. Dans la forme creuse du kéraphyllocèle, il distingue une fistule borgne et une fistule complète. La fistule n'est pas autre chose que la fourmilière du sabot fourbu. Ces deux cavités sont le résultat du désengrènement d'un groupe de lames podophylleuses, suite d'une congestion hémorragique. Ces lames podophylleuses se recouvrent d'une couche cornée qui rejoint de chaque côté du foyer hémorragique les lames de l'appareil kéraphylleux physiologique ; c'est ainsi que se forme cette fourmilière canaliculée ou fistule qui peut être complète, c'est-à-dire faire communiquer la cavité intérieure du sabot avec l'extérieur et permettre aux liquides morbides sécrétés par les parties vives de s'écouler. La fistule devient borgne si l'orifice ou la partie supérieure de la fistule s'obstruent. Si l'activité sécrétoire seule est excitée, la fistule n'existe pas, le kéraphyllocèle est dit plein.

Cependant il ne faut pas confondre ce kéraphyllocèle sans fistule avec une sorte de kéraphyllocèle rudimentaire, que Delpérier appelle le pilier de corne, production de quelques millimètres de hauteur du biseau de transition, qui va de la sole à la face interne de la muraille au niveau de la pince, sur la ligne médiane et s'enfonce dans l'échancrure de la phalange. Ce pilier, du reste, est une dépendance du tissu velouté, car il en a la couleur et reste toujours adhérent à la sole, même lors de séparation par macération. Pour Bouley, la direction du kéraphyllocèle suit toujours celle des fibres de la paroi.

Outre la formation d'une colonne de corne à la surface interne du sabot, à la suite d'atteintes de la couronne, Möller leur reconnaît aussi une origine à la suite du pied de travers, particulièrement dans les positions irrégulières des membres. La paroi la plus chargée présente, outre des processus aplastiques une dislocation d'avec l'appareil kératogène et la formation de corne, formation qui part du bourrelet ou en dessous pour atteindre le bord plantaire.

Degive décrit deux cas rencontrés à la clinique de l'école Cureghem : le premier une récidive, le deuxième un kéraphyllocèle volumineux, de plus d'1 centimètre d'épaisseur, à la suite d'une seime profonde et complète en pince et non accompagné de boiterie, ce qui proviendrait de la lenteur qu'a mis le processus à se développer.

Lungwitz considère la formation du kéraphyllocèle comme étant le résultat d'une action traumatique à la couronne ou d'une hypertrophie du podophylle.

Friis a vu des kéraphyllocèles de consistance cartilagineuse et osseuse dont la pression avait réduit l'appareil kératogène, lequel n'existait plus que comme mince membrane recouverte de petites papilles. Si les feuillets de chair persistent encore, quoique atrophiés, ils n'ont plus de feuillets accessoires, mais sur leur bord libre de nombreuses papilles plus ou moins grandes qui secrètent la corne tubulaire du kéraphyllocèle. C'est pour cela, dit Friis, que le kéraphyllocèle ressemble dans sa structure intime à la couche feuilletée du pied fourbu.

Parmi les causes du kéraphyllocèle, Goyau cite la fourbure dont le coin de corne n'est pas autre chose qu'un kéraphyllocèle d'une largeur exceptionnelle.

Föhringer décrit un cas tout à fait particulier : la tumeur était située en pince d'un pied postérieur gauche, elle avait la forme d'une molaire, c'est-à-dire que sa pointe était divisée en deux parties. Les causes du kéraphyllocèle semblaient provenir de ce que le cheval forgeait ; du reste, la paroi du sabot portait à l'endroit correspondant des atteintes et des traces d'imbibitions sanguines d'autant plus visibles que la corne en cet endroit était blanche. L'os du pied présentait une atrophie correspondant à la tumeur de même que le podophylle qui était recouvert de lambeaux d'une pseudomembrane. Les surfaces du podophylle et du kéraphylle étaient complètement lisses, ne présentaient donc aucune structure feuilletée.

HESS ne distingue des kéraphyllocèles qu'en pince et en mamelle. D'après lui Nocard a vu un cas où l'os du pied était atrophié et même fracturé.

PION a rencontré un kéraphyllocèle de forme ovoïde en pince, il était entouré d'une bourse séreuse à surface lisse.

PADER rapporte sur un cas de kéraphyllocèle récidivant treize mois après la première opération. La production cornée, cylindre légèrement aplati d'avant en arrière et tronqué en biseau à sa partie supérieure correspondant au bourrelet, se continuait sans transition sur la couche interne de la paroi. Une coupe longitudinale montrait des fibres cornées parallèles, une coupe transversale les tubes cornés. Selon PADER, les feuillets podophylleux ne concourrent aucunement à la formation du kéraphyllocèle. Il n'admet leur participation que lors d'un traumatisme du tissu feuilleté, de seimes ou d'enclouures et distingue deux sortes de tumeurs à l'intérieur du sabot : le kéraphyllocèle, excroissance provenant du bourrelet et celle, suite d'inflammation du podophylle ou kéracèle, semblable au coin de la fourbure.

DELPÉRIER appelle le kéraphyllocèle muraille tubéreuse, c'est-à-dire que pour lui cette tubérosité constituée par un amas de corne podophyllienne ne porte le nom de kéraphyllocèle que lorsqu'elle se trouve en regard d'une seime et ne se produit que lorsque l'air, pénétrant dans le vide formé à la surface du podophylle par une fistule, permet l'écoulement du pus et la sécrétion du podophylle.

Après examen d'un kéraphyllocèle, suite de seime profonde et complète du quartier interne, TETZNER tire les conclusions qu'il se compose d'une masse compacte, régulière, sans formation de tubes cornés. L'examen microscopique présente des cellules de forme irrégulière ou aplaties, complètement transformées en corne et où l'on ne reconnaît ni noyaux, ni granules. Dans cette corne, on trouve dispersées des masses rondes, composées de cellules irrégulières, non aplaties. Les modifications des feuillets de chair et de corne varient suivant la partie que l'on considère. A la base, les feuillets de chair sont élargis et raccourcis, les feuillets secondaires élargis ou disparus. Sur le bord libre des feuillets primaires, on voit les feuillets secondaires transformés en papilles, pénétrant dans la masse cornée. Ces papilles consistent en tissu conjonctif riche en noyaux, avec un épithélium sur le bord. Les cellules à noyau de tissu conjonctif des feuillets primaires ont aussi considérablement augmenté.

Les feuillets cornés primaires plus étroits et plus courts, irréguliers, même ondulés présentent des feuillets secondaires en partie raccourcis, en partie élargis. Les parties les plus profondes n'ont pas de feuillets secondaires. La partie supérieure présente des feuillets de chair plus longs ; ceux de corne sont plus longs, mais plus larges. A la partie la plus atteinte, à la hauteur du kéraphyllocèle et correspondant à la ligne de prolongement de la seime, les feuillets secondaires manquent complètement ou sont raccourcis et élargis, aussi peut-on suivre dans la masse du kéraphyllocèle les papilles dont le nombre est trois à quatre fois plus grand que celui des feuillets. Il y a donc dans cette partie supérieure commencement de guérison de la seime et disparition du kéraphyllocèle, c'est-à-dire régénération du podophylle.

Cadiot et Almy nous font remarquer qu'exceptionnellement le kéraphyllocèle n'adhère à la paroi que par sa partie inférieure, la partie non adhérente pouvant être, comme dans un cas de Lapôtre, recouverte d'une mince lame cornée formant capuchon.

Fröhner, tout en reconnaissant à Vatel la priorité de la découverte et de la description du kéraphyllocèle, trouve que l'on devrait le dénommer kératophyllocèle, ce qui serait plus grammatical et ferait d'autant plus ressortir la monstruosité, mais ontologiquement le mot *cèle* pour désigner un mal est faux. Pour lui, le meilleur mot est « Hornsäule » (colonne de corne) parce qu'il est plus compréhensible, plus ancien et qu'il est allemand ! Fröhner distingue deux sortes de kéraphyllocèles suivant les causes qui les produisent. La première forme, qui n'est pas autre chose que le résultat d'une pododermatite circonscrite, chronique et hyperplastique se produit à la suite d'actions traumatiques, seimes, atteintes de la couronne, ulcères chroniques, parois creuses, fourmilières, enclouures, etc., et correspond à la forme verruqueuse d'une dermatite ou d'un durillon (corps au pied de Cadiot). Cette production, formée de feuillets cornés hypertrophiés, lorsqu'elle pénètre jusqu'à la couronne, possède une matrice lamelleuse, plissée et molle. Tout autour de la tumeur, les feuillets de chair sont remplacés par une couche cuticulaire modifiée, c'est-à-dire un tissu infiltré, purulent et sanieux, de même que l'intérieur rempli de pus ou d'un liquide décomposé et puant.

Le pus tout autour du kéraphyllocèle cherchant à s'écouler, détruit les feuillets de chair afin de gagner la couronne. La deuxième forme de kéraphyllocèle représente une vraie néoformation de substance cornée, un kératome ; ses causes, invisibles, semblent provenir d'une nutrition locale augmentée ou d'une hypertrophie non inflammatoire de tissu. Au passage de la cavité cutigérale au tissu feuilleté, le kératome ne présente pas, comme le kéraphyllocèle propre de modification frappante : dans un seul cas, il a pu observer une différence de couleur, de consistance et d'épaisseur. Le kératome ne produisant ni inflammation, ni boiterie, ne peut être découvert que lorsque la colonne de corne est creusée jusqu'aux parties de chair qui se nécrosent et donnent la forme inflammatoire du kéraphyllocèle.

Gutenäcker considère comme Fröhner deux formes de kéraphyllocèle, mais le kératome se rencontre beaucoup moins souvent qu'on ne le croit, l'inflammation chronique purulente pouvant ne laisser aucun signe visible, la cavité intérieure du kéraphyllocèle ayant disparu ou la tumeur étant une récidive.

Parmi les nombreux cas qu'il a rencontrés, un seul peut être considéré comme un kératome : les deux sabots antérieurs d'un poulain présentaient chacun à la limite des mamelles et quartiers internes une production cornée d'1 centimètre de large et 0,8 centimètres d'épaisseur, allant du biseau au bord plantaire. L'âge de l'animal, la présence de la tumeur aux deux pieds sur la même paroi et l'absence de traumatisme lui font admettre la possibilité d'une formation congénitale. Gutenäcker compare aussi la formation du kéraphyllocèle à celle de la fourmilière et du coin de la fourbure chronique.

Le pus formé par la pododermatite, stagnant au-dessus de la ligne blanche, produit une fonte partielle du podophylle et une séparation de la corne de la chair, vide partiellement rempli par le podophylle hypérémié produisant des papilles qui donneront en grande partie la corne tubulaire du kéraphyllocèle. Les papilles se formant sur tout le bord libre des feuillets, la masse cornée nouvellement produite sera d'autant plus large que les papilles descendent plus bas. Le kéraphyllocèle ainsi formé remplit peu à peu l'espace vide et produit une pression sur l'os du pied. S'il descend jusqu'à la sole, il y formera un élargissement de la ligne blanche. Sa surface est lisse, parfois creusée de petits trous remplis de pus, ou bien il est recouvert dans toute sa longueur de feuillets cornés plus ou moins rudimentaires ; sa corne, tubulaire, est compacte ou creusée d'une cavité fermée ou ouverte à l'extrémité supérieure, du côté des feuillets de chair, de manière à permettre l'écoulement du pus provenant de la podophyllite. Lorsque les feuillets primaires sont atrophiés, ils ne possèdent pas de feuillets secondaires, leur bord libre présente les papilles qui sécrètent la corne tubulaire du kéraphyllocèle, ce qui explique pourquoi celui-ci augmente de dimension à mesure qu'il descend.

Eberlein trouve la cause du kératome dans une pododermatite chronique aseptique ou purulente en guérison; il peut aussi surgir comme récidive d'un kéraphyllocèle. La tumeur dont la surface est lisse ou couverte de feuillets cornés bas consiste en plusieurs feuillets considérablement agrandis et grossis, situés les uns à côté des autres. Les tumeurs récentes présentent une corne de cicatrisation, c'est-à-dire une masse cornée sans ordre régulier des cellules et sans corne tubulaire. Dans d'autres cas, les feuillets cornés sont fortement élargis et allongés surtout dans les kéraphyllocèles en forme d'entonnoir. Les papilles sur le bord libre des feuillets de chair sécrètent la corne tubulaire qui augmente si la tumeur persiste. Le plus souvent, les tubes cornés contiennent de nombreuses hémorragies. Si une pododermatite purulente a persisté, elle laisse de petites cavités.

Immelmann considère aussi le kéraphyllocèle comme le produit d'une pododermatite. Sans en avoir rencontré, il admet la forme kératome. Il a vu un seul cas où la tumeur conique avait une direction oblique et non parallèle aux feuillets. Comme Eberlein, il a constaté que la structure du kéraphyllocèle varie beaucoup suivant l'époque à laquelle on le considère. Plus il est récent, plus il contient de corne de cicatrisation; plus il est ancien, plus il a de corne tubulaire et intertubulaire. La corne tubulaire est le produit des papilles sur le bord libre des feuillets de chair, rarement des papilles du bourrelet. Plus l'inflammation est forte, plus les papilles sont nombreuses et plus il y a de corne tubulaire dans le kéraphyllocèle, c'est pourquoi les tumeurs anciennes ont plus de corne tubulaire que les tumeurs récentes.

Klemm voit dans le kéraphyllocèle un épaississement mou et bouffi de la couche feuilletée du sabot. La tumeur est située dans la direction des feuillets, son intérieur est lisse ou garni de feuillets cornés plus ou moins rabougris. L'extrémité inférieure est la plus grande et représente un élargissement partiel de la ligne blanche. La masse du kéraphyllocèle est de la corne de cicatrisation molle, c'est-à-dire de la corne avec ou sans tubes ou feuillets cornés rudimentaires. Le fait que cette corne est souvent traversée de fistules, surtout à la base, n'appartient pas à la formation du kéraphyllocèle, mais est une éventualité de grande importance, puisque c'est seulement lorsque la fistule atteint les parties molles que le kéraphyllocèle fait boiter et que sa présence est reconnue. Il se rencontre en divers degrés après chaque pododermatite chronique; une inflammation durable s'étant produite entre le sabot et l'os du pied, se fait place en repoussant la corne de la paroi en dehors, l'enflure du podophylle d'autre part presse sur l'os, d'où atrophie partielle de ce dernier. Sitôt que l'inflammation et l'enflure du podophylle disparaissent, l'espace laissé vide se remplit de corne de cicatrisation : il y a donc remplissage passif d'une cavité. Le kéraphyllocèle n'est pas une maladie, mais une nécessité physiologique; cette tumeur se reforme si on l'extirpe comme la cicatrice d'une blessure.

OBSERVATIONS

J'ai eu l'occasion d'étudier un certain nombre de kéraphyllocèles, dont voici les détails :

I. — Kéraphyllocèles consécutifs à la seime.

1. Sabot atteint de kéraphyllocèle en mamelles externe e interne. A la mamelle externe une seime superficielle. Le kéraphyllocèle qui lui correspond a une largeur de 4 centimètres et descend du biseau à la sole ; la surface tournée du côté de l'os est parfaitement lisse. Le kéraphyllocèle de l'autre côté commence à la couronne avec une épaisseur de 1 centimètre, sa largeur est de 3 centimètres ; la surface interne est lisse, la sole est comble.

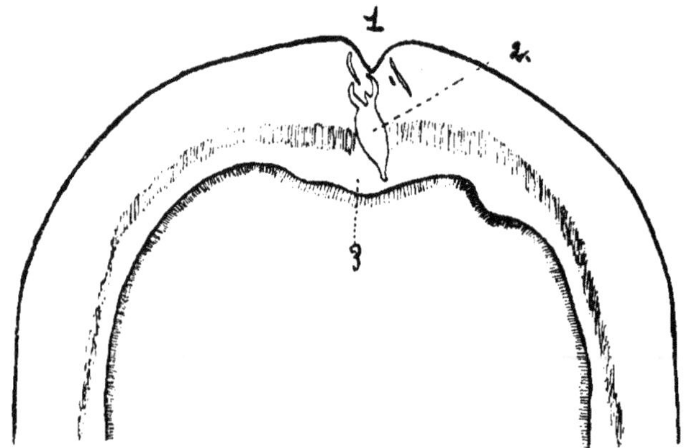

Fig. 1.— Coupe schématique d'un kéraphyllocèle avec fistule à la suite de seime.
1, seime. 2, fistule. 3, kéraphyllocèle.

2. Sabot atteint d'une seime en pince, visible seulement sur une longueur de 2 centimètres à partir du bord plantaire. Sur la face interne de la muraille, un kéraphyllocèle triangulaire de 2 centimètres de base correspondant à la seime. Au-dessus un élargissement sensible (jusqu'à 1 centimètre) sur les feuillets de corne. Guérison spontanée du kéraphyllocèle à la suite de la guérison de la seime.

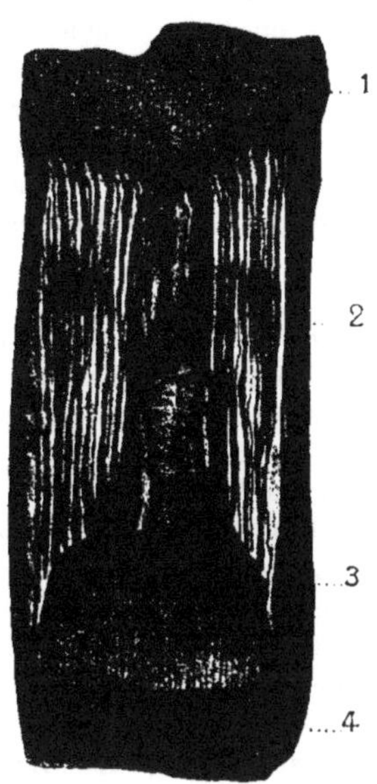

Fig. 2.
1, biseau. 2, corne feuilletée, au milieu de la figure le kéraphyllocèle. 3. sole 4, bord plantaire.

3. Sabot atteint d'une seime en voie de guérison, la solution de continuité n'ayant qu'une longueur de 3 centimètres à partir de la sole. Sur la face postérieure de la paroi une colonne de corne allant du biseau à la sole, large de 1 centimètre, l'épaisseur augmente de haut en bas et atteint finalement 1 centimètre (fig. 2). La face opposée à l'os est rugeuse, mais dépourvue de feuillets ordinaires.

4. La paroi porte en pince deux rainures distantes de 3 centimètres, dont l'une constitue la suite d'une seime complète guérie, tandis que l'autre trouve son origine dans une seime superficielle. A la seime complète correspond une petite rigole dans le biseau et une colonne de corne commençant au-dessous de celui-ci en forme de pointe de flèche ayant en dessous du biseau une largeur de 3 millimètres. A la sole, cette largeur atteint 1 centimètre. L'épaisseur de la colonne augmente de haut en bas de 1 millimètre à 2 centimètres. La colonne est munie du côté de l'os de feuillets de corne. La troisième phalange présente une profonde rainure qui correspond à la tumeur, large de 6 millimètres en haut, 2 centimètres en bas, vers le bord plantaire ; la profondeur augmente de 2 millimètres à 1 centimètre. L'os est un peu plus dense dans la rainure que dans les parties avoisinantes. La seime superficielle reste sans influence sur les feuillets de corne. La paroi présente une hypertrophie manifeste du périople sur une largeur de 2 centimètres à la couronne.

5. En pince, le reste d'une seime parfaitement réunie et guérie. A la couronne, hypertrophie du périople sur une largeur de 2 centimètres. Sur la face postérieure une colonne de corne commençant au bord supérieur du biseau et arrivant en s'élargissant jusqu'au bord plantaire. La largeur de la colonne dans la région du biseau est de 1 centimètre, à la ligne blanche 2 centimètres. L'épaisseur augmente de haut en bas de 1 à 3 millimètres. La colonne est munie sur tout le pourtour d'étroits feuillets de corne. Au bourrelet il y a une dépression large de 1 centimètre, profonde de 5 millimètres qui se poursuit dans le podophylle et y atteint 2 centimètres de largeur et 1 centimètre de profondeur. Sur le bourrelet de chair, les papilles présentent une diminution sensible, le podophylle est couvert de lamelles de chair relativement étroites.

Dans la région de la mamelle un second kéraphyllocèle commençant en pointe à mi-hauteur, c'est-à-dire 3 centimètres au-dessus de la sole, de forme triangulaire, et dont la base a 8 millimètres de large. A l'autre mamelle, un kéraphyllocèle commençant 2 centimètres au-dessus de la sole, de forme triangulaire.

Dans l'autre mamelle un autre kéraphyllocèle s'élevant à 15 millimètres au-dessus de la sole et atteignant une largeur de 3 millimètres seulement.

Ces deux kéraphyllocèles se trouvent à la place des pinçons du fer spécial usité dans les cas de seimes.

En quartier, une quatrième colonne, haute de 3 centimètres, commençant en pointe et s'élargissant subitement au-dessus de la sole, où elle atteint une largeur de 15 millimètres.

En outre, la paroi présente les cercles divergents, la sole est feuilletée, bombée et présente les symptômes d'un pied plat ; les canaux de la sole sont ondulés. La ligne blanche est considérablement élargie (1 cent. 1/2), sa corne est serrée, ondulée. Il y a aussi de la fourmilière. Tous ces symptômes répondent à la présence de la fourbure.

II. — Colonne adossée à une muraille normale et prenant son origine au biseau.

6. Sur le sabot d'un vieux cheval s'observent deux colonnes ; la première se trouve dans la région de la mamelle, elle commence au biseau et s'arrête 5 millimètres au-dessus de la commissure de la sole, cette partie inférieure touchant une cavité en forme de coin située immédiatement au-dessus de la sole. La colonne mesure au biseau 2 millimètres de large et 1 millimètre d'épaisseur. Les dimensions augmentent dans la direction de la sole ; la partie inférieure mesure 4 millimètres d'épaisseur et 5 millimètres de largeur. Comme toujours, la colonne adhère intimément par sa face antérieure à la muraille, apparaissant comme une crête de cette dernière, dirigée contre les feuillets de chair.

Les coupes transversales de la colonne nous révèlent, au microscope, la structure suivante : les feuillets de corne principaux, dont l'épaisseur varie de 50 à 65 μ, sont espacés de 240 à 320 μ ; cet espace est complètement comblé de corne tubulaire absolument analogue à celle de la ligne blanche (fig. 3, 4).

Il est, en effet, facile de constater la présence d'une à trois séries de tubes par espace, distants les uns des autres de 60 à 120 μ, et répondant à autant de papilles insérées au bord des lamelles de chair. Les tubes mêmes ont 30, quelquefois jusqu'à 80 μ, et sont entourés d'une corne à noyaux concentriques. La colonne se prolonge quelquefois du côté de l'os par un système de feuillets principaux et secondaires offrant des plissements considérables et des déviations très marquées dans la direction des feuillets de chair secondaires dont l'inclinaison, au lieu d'être antéro-postérieur, est retournée en sens inverse ou diversement modifiée. Ces altérations si caractéristiques indiquent une luxation incomplète avec réposition des feuillets de chair et de corne. L'autre colonne ne commence qu'à 12 millimètres au-dessus de la sole, et descend jusqu'à cette dernière. La crête a 3 millimètres de large, 2 millimètres d'épaisseur et la structure est la même que sur la première colonne.

7. Pied avec une atteinte en talon ayant donné lieu à la formation d'une crête de corne extérieure allant du biseau au bord plantaire et mesurant 1 centimètre de large et 1 centimètre d'épaisseur. A la face interne de la muraille un épaississement

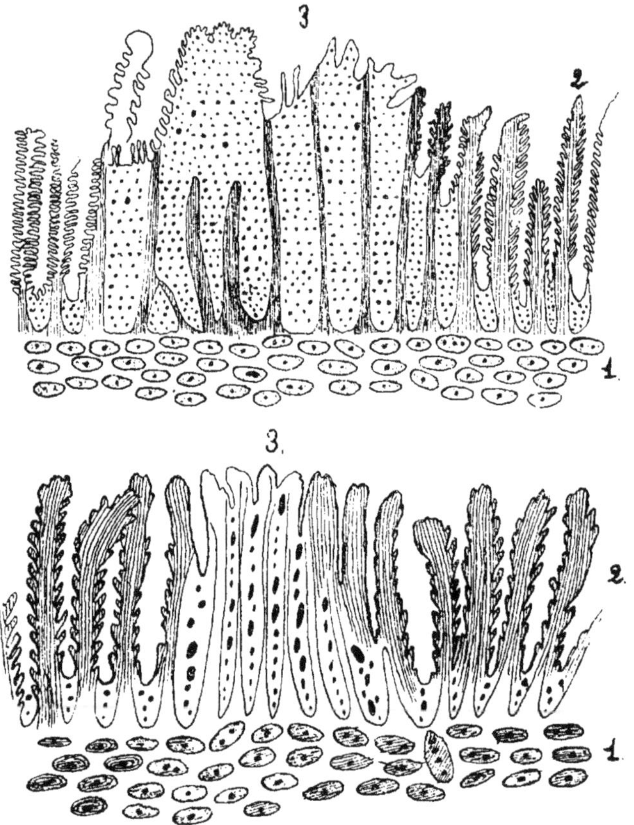

Fig. 3 et 4. — Coupe de kéraphyllocèle vu à la loupe.
1, muraille. 2. feuillets de corne de dimension normale. 3, kéraphyllocèle.

triangulaire ayant 4 centimètres de base, 1 centimètre d'épaisseur et à surface ondulée, n'ayant aucune trace de feuillets de corne, si ce n'est sur une largeur de 2 millimètres à partir du biseau. A la base de cet épaississement se trouve une perforation complète de la sole de 1 centimètre de large. Sur l'os du pied une dépression correspondante; son cartilage est transformé en ostéophyte, et ses dimensions considérablement agrandies ont donné lieu à un déplacement latéral de la couronne.

A l'autre talon, un épaississement moins considérable et moins étendu, mais parfaitement caractérisé.

8. Sur la limite de la pince et de la mamelle, une colonne de corne descendant depuis le biseau jusqu'à 2 millimètres au-dessus de la sole, ayant une largeur de 8 millimètres et une épaisseur de 4 millimètres. La face de la colonne tournée vers l'os est garnie de feuillets de chair larges et bien espacés. Le reste de la colonne est constitué par une corne blanche, très dense.

9. Sabot plat. Un kéraphyllocèle en mamelle externe, un autre en mamelle interne. La colonne de corne a une largeur de 15 millimètres, une épaisseur de 1 centimètre et montre à la surface des feuillets très bas : la substance en est dure et correspond à un élargissement de la ligne blanche du côté de la sole. L'autre colonne commence 1 centimètre au-dessous du biseau, se prolonge jusqu'à la ligne blanche et atteint une largeur de 1 centimètre et une épaisseur de 5 millimètres.

10. Un kéraphyllocèle dans la région de la mamelle, commençant à la couronne avec une épaisseur de 5 millimètres et une largeur de 3 millimètres. A 1 centimètre au-dessus de la sole, il offre un élargissement considérable, atteignant 12 millimètres, un épaississement de 8 millimètres. La surface de la colonne est lisse. L'os offre une gouttière très nette avec des dimensions correspondantes à la colonne.

11. Colonne de corne en mamelle interne, commençant au biseau et descendant jusqu'à la sole. Largeur 2 centimètres, épaisseur 1 centimètre. La colonne se projette sur la sole, sous forme d'un épaississement semi-circulaire, ayant également 2 centimètres de large et 1 centimètre d'épaisseur ; elle est garnie du côté de l'os du pied de nombreuses lamelles de 1 à 2 millimètres de large.

12. Pied comble. En pince, on observe une colonne de corne de 15 millimètres de large sur 1 millimètre d'épaisseur, commençant au biseau et allant jusqu'à la sole. Sur la face externe de cette dernière, elle donne lieu à un effritement particulier de la ligne blanche dont les dimensions correspondent à la colonne.

Celle-ci est garnie du côté de l'os du pied de nombreuses lamelles de 1 à 2 millimètres de large.

13. A l'arc-boutant et en talon d'un pied antérieur droit, une colonne de corne intéressant tout le biseau et atteignant la sole. Largeur 3 centimètres, épaisseur 1 centimètre. Une profonde gouttière dans l'os et le podophylle. La surface de la colonne est lisse, le kéraphyllocèle s'est certainement produit à la suite d'une bleime suppurée.

14. Pied comble très prononcé. En pince une colonne de corne de 25 millimètres de large sur 1 centimètre de profondeur allant du biseau à la sole. La surface de la colonne tournée vers l'os du pied porte des feuillets larges de 1 millimètre.

15. Pied dont la fourchette et la sole sont atteints de crapaud. Dans la région d'une des mamelles une colonne large de 15 millimètres, épaisse de 4 millimètres, allant du biseau à la sole et garnie de feuillets sur la face opposée à l'os.

16. Colonne de corne en forme de pointe de flèche commençant au biseau et atteignant une longueur de 2 centimètres seulement. Au-dessous de la colonne se trouve une cavité allant jusqu'à la sole. Largeur de la colonne à la partie inférieure 15 millimètres, épaisseur 1 centimètre. La cavité est entourée de petites crêtes irrégulières de corne provenant de feuillets. La colonne est parcourue par un trajet fistuleux de 1 cm. 5 de long, de 8 millimètres de large.

17. Pieds antérieurs d'un poulain de deux ans fortement boiteux.

Pied gauche :

a) En pince un kéraphyllocèle large de 5 centimètres, épais de 1 centimètre et allant du biseau jusqu'à 1 centimètre au-dessus du bord plantaire. La surface de la tumeur, tournée contre l'os, est lisse dans la partie supérieure, la partie inférieure est feuilletée.

b) En mamelle externe, à mi-hauteur de la paroi, une ouverture bisautée de 5 millimètres de large et de 1 décimètre de long. Une sonde pénètre depuis l'ouverture de la paroi jusqu'à la sole. Au-dessus du biseau, une solution de continuité intéresse la paroi sur une longueur de 15 millimètres. Sur la face interne de la paroi, il y a un épaississement triangulaire de corne commençant 5 millimètres au-dessous du biseau, atteignant une largeur de 2 centimètres vers la base avec une épaisseur de 5 millimètres. Cet épaississement de corne offre du côté de l'os une surface parfaitement lisse. Sur l'os du pied, une dépression très sensible. Une coupe au travers du kéraphyllocèle nous offre des feuillets de corne dont les intervalles sont remplis par une corne tubulaire.

c) En mamelle interne, un kéraphyllocèle de 2 centimètres de large, de forme pyramidale, avec une arête tournée du côté de l'os, commençant 2 centimètres au-dessous du biseau. La surface est garnie d'étroits feuillets de corne. La colonne se projette sur la sole sous forme d'une aire ovale de 2 centimètres de large dont la corne est friable et fortement délitée et dans laquelle aboutit une mince fistule atteignant les chaires vives.

La troisième phalange offre trois cavités profondes correspondant à ces kéraphyllocèles.

Pied droit :

a) A la mamelle externe, un kéraphyllocèle de 3 centimètres de large, commençant à 1 centimètre au-dessous du biseau, à surface lisse ; la ligne blanche est un peu élargie, fendillée.

b) En mamelle interne, une tumeur de 4 centimètres de large, ayant son origine au biseau, à surface lisse, occasionnant un élargissement et une friabilité de la ligne blanche de 4 centimètres dans laquelle débouche une fistule allant jusqu'à la chair vive.

Sur l'os du pied, de chaque côté, une profonde cavité correspondant au kéraphyllocèle.

Ces nombreuses anomalies ne peuvent s'expliquer autrement que par la pose des pieds sur une surface garnie de pointes ayant pénétré à travers la sole.

III. — Colonne adossée à une muraille normale et commençant au-dessous du biseau.

18. Kéraphyllocèle en pince dans la ligne médiane. Sabot très plat. La colonne commence 1 centimètre au-dessous du biseau, elle atteint une largeur de 4 cm. 5, une épaisseur de 1 centimètre et la projection sur la sole donne une largeur de 35 millimètres sur 25 millimètres. Sur la face postérieure du kéraphyllocèle se trouvent des feuillets de corne de 1 millimètre ; le reste de la colonne est formé de corne absolument dense (fig. 5 et 6).

19. Colonne de corne en pointe de flèche, commençant 1 centimètre au-dessous du biseau, s'arrêtant à 1 centimètre au-dessus de la sole, mesurant 1 centimètre de large et 5 millimètres

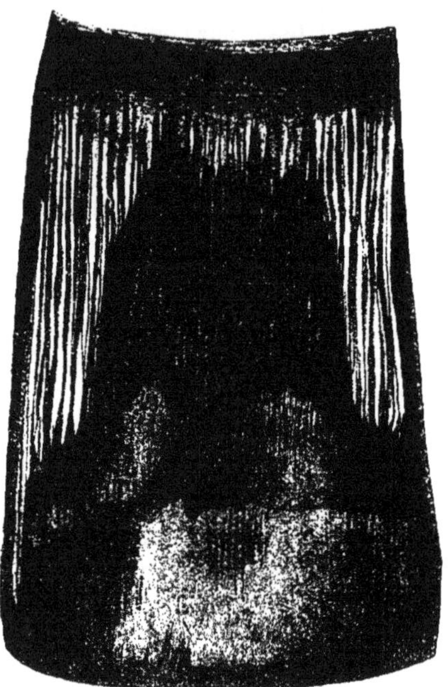

Fig. 5. — Kéraphyllocèle très large, au milieu de la figure.

d'épaisseur à la base et finissant à la partie supérieure par une

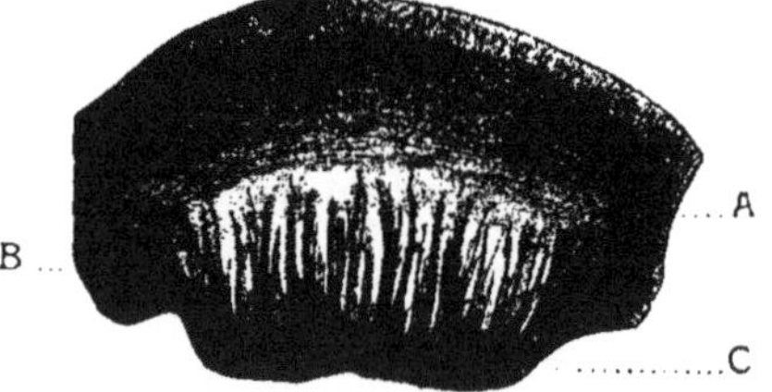

Fig. 6. — Vue de la partie supérieure du kéraphyllocèle.
A, cavité cutigérale. B, feuillets de dimension normale. C, kéraphyllocèle.

pointe effilée (fig. 7). La face opposée à l'os du pied est lisse, la couleur de la corne d'un brun foncé indique une hémorragie abondante. Entre la colonne et la muraille, un trajet fistuleux de 2 cm. 5 de profondeur. L'anomalie permet de reconnaître comme cause certaine une enclouure.

20. Colonne de corne commençant à 15 millimètres au-dessous du biseau et descendant jusqu'à la sole, de forme cylindrique, légèrement conique. La largeur à la partie supérieure est de

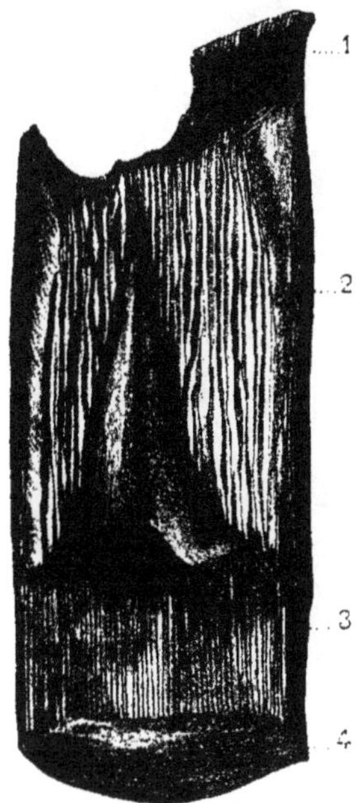

Fig. 7.
1. biseau. 2, feuillets de corne. 3, région des feuillets de corne enlevés à la rénette. 4, bord plantaire.

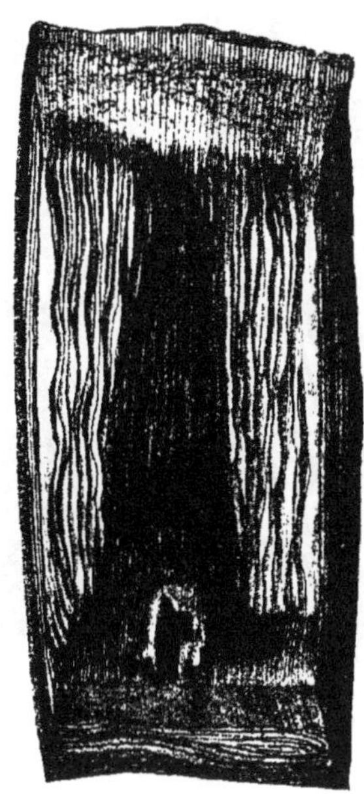

Fig. 8.
Kéraphyllocèle avec fistule.

10 millimètres, à l'inférieure, de 17 millimètres, épaisseur 1 centimètre. La face opposée à l'os est garnie partout de feuillets ayant 2 millimètres de largeur. La colonne est creuse à sa partie inférieure. La cavité mesure 1 centimètre de haut et 5 millimètres de large (suite d'enclouure).

21. Colonne de corne, en forme de pointe de flèche commençant 15 millimètres au-dessous du biseau, atteignant la sole où la largeur atteint 15 millimètres. Sa surface opposée à l'os du pied est lisse, écailleuse. La surface postérieure de la colonne montre trois entonnoirs emboîtés les uns dans les autres, dont l'inférieur est le plus mince, le supérieur le plus épais. Chacune de ces formations répond à une fonte purulente faisant des progrès et donnant lieu à un épaississement de la corne (fig. 8).

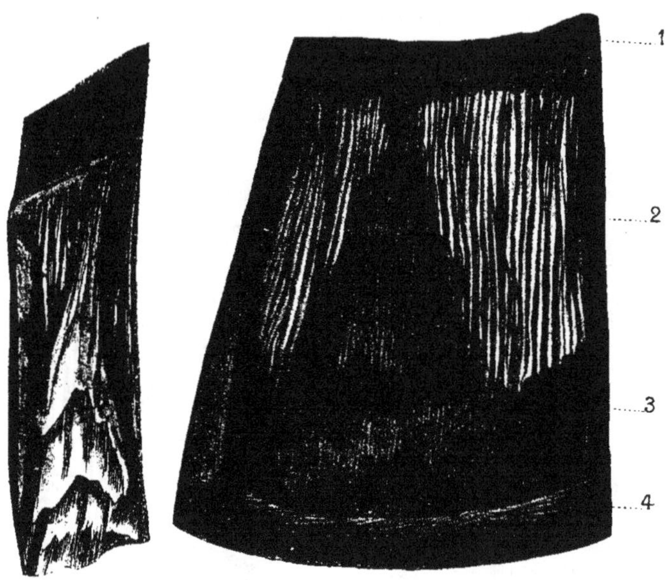

FIG. 9. Kéraphyllocèle.

FIG. 10. 1, Biseau. 2, feuillets de corne, au milieu un kéraphyllocèle. 3, coupe oblique à travers la sole 4, bord plantaire.

IV. — Suites d'une colonne dont la direction était à l'origine oblique.

22. En mamelle interne, une colonne de corne commençant en pointe à 5 millimètres au-dessous du biseau et se prolongeant jusqu'à la sole. Largeur maximum 25 millimètres, épaisseur 1 centimètre (fig. 10). La projection de la colonne sur la sole a une largeur de 25 millimètres et une épaisseur de 8 millimètres. La surface tournée du côté de l'os est garnie de feuillets de corne ayant 1 à 2 millimètres de largeur. L'os du pied offre une gouttière très prononcée, correspondant aux dimensions de la colonne.

23. Colonne de corne dans la région de la mamelle, commençant à 3 millimètres au-dessous du biseau, ayant partout une largeur de 2 centimètres ; l'épaisseur, d'abord peu considérable, augmente vers le bas jusqu'à 6 millimètres. La surface du côté de l'os est garnie d'étroits feuillets ; dans l'os du pied, une gouttière de dimensions analogues (fig. 11).

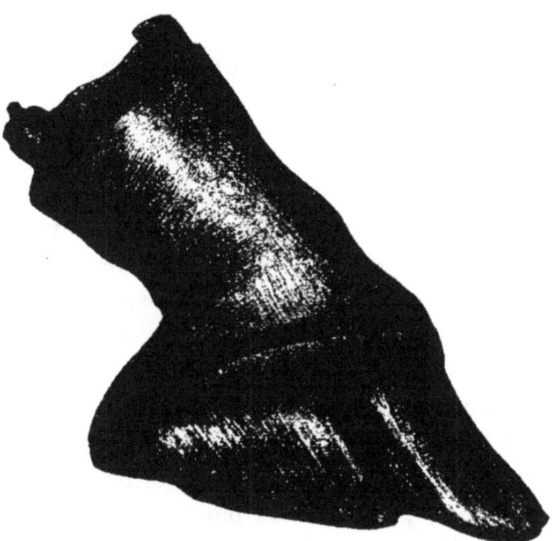

Fig. 11. — Gouttière dans le pied, occasionnée par la pression d'un kéraphyllocèle.

24. Sabot pourvu en pince d'un kéraphyllocèle de 3 centimètres de large et 8 millimètres d'épaisseur, dont la corne, à la sur-

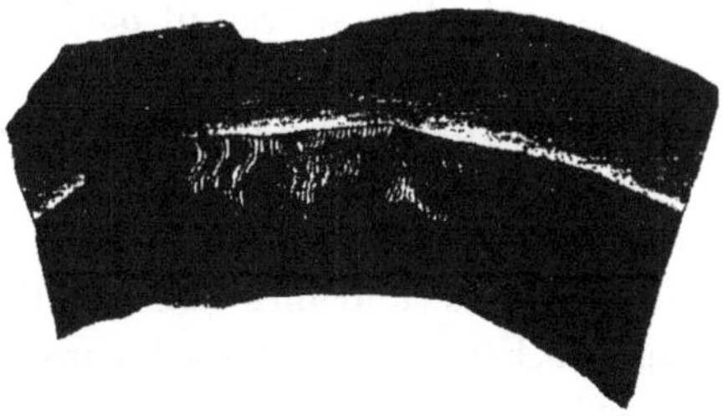

Fig. 12. — Section transversale du kéraphyllocèle apparaissant dans la sole.

face de la sole, est plus friable, plus délitée, et dont la surface de section laisse encore reconnaître un certain nombre de feuillets. Dans le podophylle et l'os du pied une gouttière creusée par la colonne (fig. 12).

PATHOGÉNIE

Au point de vue de l'étiologie, deux groupes de kéraphyllocèles sont tout d'abord à distinguer : d'un côté, les productions anormales à la suite de seimes, d'autre part les colonnes dont la formation est indépendante d'une solution de continuité dans la muraille.

Les seimes complètes et profondes donnent et doivent donner lieu à une surproduction de corne feuilletée. Je ne reprendrai la démonstration faite récemment par JUBIN (*loc. cit.*, p. 58) sur la part qui revient à la pince et à ses feuillets pour l'appui du poids du corps. Il est évident qu'une seime profonde en pince constitue une insuffisance notable de l'appareil suspenseur de la troisième phalange. Les tractions du fléchisseur profond surchargent cet appareil qui cède nécessairement quelque peu, et le recul de l'os se traduit par une hypertrophie des feuillets de chair et de corne si prompts à la croissance dès que la pression de la muraille diminue. Si le recul de l'os du pied est considérable, le kéraphyllocèle sera même creusé d'une fistule, formation analogue à la fourmilière de la fourbure (observations 1 à 5).
L'autre groupe de kéraphyllocèles est constitué par des colonnes appuyées à une muraille intacte. Ces colonnes peuvent prendre naissance au bourrelet périoplique pour descendre jusqu'au bord plantaire. Bien plus, souvent elles commencent au-dessous du biseau ou plus bas encore. Ces colonnes sont relativement fréquentes en mamelle, mais sont possibles sur tout le pourtour de la

muraille. Divers auteurs ont donné des renseignements statistiques intéressants sur la distribution topographique de ces colonnes. Je résume ces renseignements par le tableau suivant :

	KÉRAPHYLLOCÈLES EN			
	Pince.	Mamelle.	Quartier.	Arc-boutant.
Leblanc.	»	»	»	1
Brauell sur un pied . . .	1	2	»	1
Fröhner	7	»	»	»
Gutenäcker	27	10	»	2
Immelmann	16	3	»	»
Observations de l'auteur .	14	16	1	3
TOTAL	65	31	1	7

Les colonnes peuvent être cylindriques; elles sont, le plus souvent coniques, ordinairement en pointe de lance, la pointe toujours dirigée vers le haut. La base atteint son maximum de largeur au bord plantaire.

Remarquons que cette forme nous apparaît seule compatible avec l'avalure de la muraille avec laquelle les colonnes avancent nécessairement. Les auteurs citent, il est vrai, deux formes très spéciales de kéraphyllocèle dont l'avalure est, à première vue, difficile à comprendre. C'est d'abord le kératome, quelquefois de la grosseur d'un œuf de pigeon, inséré à n'importe quelle hauteur de la muraille, et dont Lungwitz, Gutenäcker et Fröhner se sont particulièrement occupés.

L'autre kéraphyllocèle, très spécial, est constitué par une colonne oblique, telle que celle qu'Eberlein a représentée dans une de ses figures.

L'avalure du sabot étant une chose dont l'arrêt est impossible, aussi bien le kératome que la colonne oblique doivent nécessairement arriver au bord plantaire et donner lieu, à cet effet, à une atrophie de l'os et à un refoulement du podophylle. Cette atrophie, sous l'effet d'une pression continue est, du reste, chose connue en pathologie. Qui n'a vu la boîte cranienne du mouton céder à la pression du coenure pour ne citer qu'un exemple. Les anciennes colonnes ont souvent une largeur considérable; en moyenne, elles ont de 2 millimètres à 2 centimètres, mais elles peuvent atteindre une largeur de 5 centimètres comme Immelmann et nous-même avons pu l'observer dans un cas (17 *a)*. Sans vouloir rattacher toutes ces excroissances à l'étiologie ici préconisée, on concèdera volontiers que pour quelques-unes cette origine est bien probable. Lorsque les colonnes ont pris contact avec la sole, elles se projettent sur celle-ci en une aire d'un caractère tout spécial (fig. 12). Cette aire est délimitée par une ligne blanche et sa corne est friable, souvent délitée, et toujours d'une couleur différente de celle de la sole. Il n'y a rien de surprenant à cette particularité, car la corne de la colonne, ainsi que nous le montrerons plus loin, est feuilletée, tandis que celle de la muraille et de la sole sont tubulées. Les colonnes sont creuses ou pleines; dans le premier cas, la cavité contient du pus ou une sanie puante, quelquefois aussi des flocons de fibrine. Pour des raisons que nous exposerons plus loin, il y a lieu d'admettre qu'avec le temps, ces creux se comblent le plus souvent. Pour étudier la texture de la corne de la colonne, de minces lamelles de corne sont usées sur une meule et, dans quelques cas exceptionnels, il est possible de débiter des coupes du microtome. L'étude des lamelles offre deux structures différentes. La plupart du temps, la corne est feuilletée; les feuillets de corne sont relativement larges, très larges même, et d'une épaisseur ordinaire, ils sont pourvus de feuillets secondaires. Les interstices sont comblés par une corne tubulaire, les tubes étant disposés sur une rangée ou bien éparpillés. Ces tubes ont des diamètres variant de 30 à 80 μ (observation 6). Les noyaux de la corne qui les entoure sont disposés circulairement et la corne est, en général, assez dure, quelquefois, cependant, crevassée.

Constatons, dès à présent, que cette structure est celle de la ligne blanche et qu'elle ne peut résulter que de la présence de papilles insérées sur le bord inférieur des feuillets de chair. Seulement, le feuillet ayant augmenté en largeur de toute l'épaisseur de la colonne, le nombre des papilles est bien plus grand que sur un feuillet ordinaire.

La colonne ainsi constituée pourrait se définir une ligne blanche remontée jusqu'à la naissance de la colonne.

Une autre catégorie de kéraphyllocèle est constituée par une corne tubulaire. Les tubes sont espacés les uns des autres et leur diamètre varie de 10 à 125 μ, la corne même est dure. Cette structure, relativement fruste, se rencontre dans deux circonstances différentes : d'abord dans les colonnes qui descendent directement depuis le biseau, ensuite dans les colonnes de formation récente, avant que les feuillets formés au-dessus de la colonne soient descendus dans cette dernière.

Dans toute espèce de kéraphyllocèle, la colonne est souvent tachetée en rouge par de petits épanchements hémorragiques.

Immelmann a utilisé la radiographie pour le diagnostic du kéraphyllocèle, qui donne, sur les épreuves photographiques, de fortes ombres. On reconnaît, au moyen de ce procédé, l'emplacement et les dimensions des colonnes.

De la diversité des causes admises dans la suite des temps, nous retenons les suivantes :

1° Pour le kéraphyllocèle à la suite de seime, l'augmentation de l'interstice entre la muraille et l'os du pied, à la suite de la traction du fléchisseur profond.

2° Et pour les colonnes s'adossant à une muraille normale, la suppuration d'une plaie infectée à la suite d'une atteinte à la couronne, d'une enclouure ou d'une plaie pénétrante de la sole. Ces suppurations sont de gravité bien variable, certains agents pyogènes étant beaucoup mieux supportés que d'autres par l'organisme. La suppuration détruit le podophylle, elle s'attaque même à l'os du pied. La collection purulente peut rester en place, elle peut sourdre à la couronne et ne peut se déverser par la sole que lorsque la colonne atteint cette dernière à la suite de l'avalure et que le canal fistuleux s'ouvre alors vers le bas.

Cette opinion a été émise à toutes les époques, ainsi par Mayer, Haubner, Pader, et implicitement aussi par Bruckmüller et Klemm, puisque ces derniers parlent de plaies bourgeonnantes.

Ainsi envisagé, le kéraphyllocèle est le produit d'une activité réparatrice. On pourrait déduire de cette affirmation que sa formation est une chose heureuse. Mais il ne faut pas perdre de vue que l'inflammation qui précède est un accident grave, surtout dans le sabot, et qu'il justifie les interventions chirurgicales préconisées. Par contre, lorsque les phénomènes de phlegmasie sont définitivement éteints, le kéraphyllocèle mérite le nom de meilleur pis-aller auquel on évitera de toucher désormais.

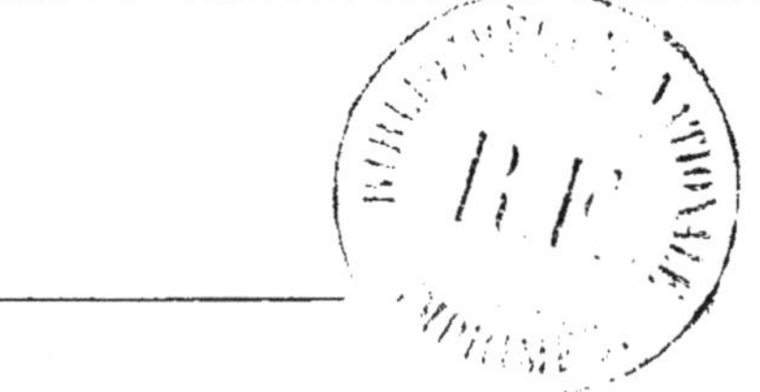

RÉSUMÉ

1° Le kéraphyllocèle est la forme spéciale de la cicatrice de la région du tissu podophylleux ;

2° Il se forme, à la suite de la seime pénétrante, pour combler le vide qui se produit dans ces cas entre la boîte cornée et l'os du pied ;

3° Il comble également les vides occasionnés par la suppuration du podophylle à la suite d'atteintes à la couronne, d'enclouures et de plaies pénétrantes de la sole ;

4° La formation du kéraphyllocèle étant liée à des phénomènes inflammatoires précurseurs, les douleurs dues à ces derniers sont à tort imputées à la présence d'une colonne de corne feuilletée.

Qu'il me soit permis, en terminant, de remercier M. le professeur Guillebeau pour l'aide et les conseils qu'il m'a donnés au cours de ce travail ; je lui exprime ici mes sentiments de profonde reconnaissance. Je remercie également M. le professeur Schwendimann, qui a eu la bonté de me prêter sa collection de préparations.

BIBLIOGRAPHIE

1. Anker, *Die Fusskrankheiten der Pferde und des Rindviehes*, Bern u. Zürich, 1854, pp. 182 et 680.
2. Bassi, Note sur le traitement du kéraphyllocèle (*Il moderno Zooiatro*, 1904, p. 10).
3. Bouley et Reynal, *Nouveau Dictionnaire pratique de Médecine vétérinaire*, t. XI, article Kéraphyllocèle, Paris, 1862, p. 217.
4. Bouley (H.), *Traité de l'organisation du pied du cheval*, Paris, 1851.
5. — Un cas de kéraphyllocèle (*Revue vétérinaire*, 1881, p. 34).
6. Boursier, Voir Pion.
7. Brauell, Zur näheren Kenntnis des Knollhufes und anderer verwandter pathologischen Zustände (*Oesterr. Vierteljahresschrift f. wissens. Veterinärkunde*, 1864, p. 89).
8. Bruckmüller, *Lehrbuch der pathologischen Zootomie*, 1869, pp. 825 et 845.
9. Cadiot et Almy, *Traité de thérapeutique chirurgicale*, t. II, p. 618.
10. Combe, *Manuel du Maréchal ferrant*, Lausanne, 1873, p. 119.
11. Dard, le kéraphyllocèle (*Recueil de Méd. vét.*, 1828).
12. Degive, Kéraphyllocèle volumineux sans boiterie (*Annales de Méd. vét.*, 1881, p. 503).
13. — Un cas de kéraphyllocèle chez le cheval (*Annales de Méd. vét.*, 1883, p. 78).
14. Delpérier (J.-B.), *Étude spéciale du sabot du cheval*. Paris, 1898, p. 536.
15. Dreymann, Hufgeschwür und Hornsäule (*Zeitschrift f. Veterinärkunde*, 1893, p. 371).
16. Eberlein, Die Hornsäulen in Bayer und Fröhner (*Handbuch der tierärz. Chirurgie*, 1906, p. 340, Berlin).

17. Friis, Hornblättchenbruch. Hornsäulen (*Deutsche Zeitschrift f. Veterinärmedizin*, 1889, p. 432).

18. Föhringer, Beitrag zur Behandlung der Hornsäule (*Der Hufschmied*, 1890, p. 37).

19. Fröhner, Ueber Hornsäulen (*Deutsche Zeitschrift f. Tiermedizin*, 1884, p. 272.

20. — Die operative Behandlung der Hornsäule (*Monatsheft f. prakt. Tierheilkunde*, 1897).

21. — Hundert weitere geschwülste. Hornsäulen (*Monatsheft f. prakt. Tierheilkunde*, 1902, p. 36).

22. — *Allgemeine Chirurgie.*

23. — *Compendium der speziellen Chirurgie*, 1905, p. 296.

24. Girard, *Traité du pied considéré chez les animaux domestiques*, Paris, 1828, p. 225.

25. Goyau, *Traité pratique de maréchalerie*, Paris, 1890, p. 111.

26. Gross, *Die Hufentzündung des Pferdes Stuttgart*, 1847.

27. Guérin, Kéraphyllocèle (*Annales de Méd. vét.*, 1862, p. 79).

28. Günther, Beitrag zum Kapitel Hornsäule (*Zeitschrift f. Veterinärkunde*, 1893, p. 369).

29. Gurlt, *Lehrbuch der patholog. Anatomie der Haussäugetiere*, 1831, p. 83.

30. Gutenäcker, Hornsäulen (*Jahresbericht d. Tierarzneïschule in München*, 1885-1886, p. 63).

31. — Ueber Hornsäulen (*Monatsheft f. prakt. Tierheilkunde*, 1890, p. 10).

32. — Anomalien des Hufes und der Klauen (*Kitt's Patholog. anatomischer Diagnostik*, 1894, p. 205).

33. — *Die Hornsäule in die Hufkrankheiten des Pferdes*, 1901, p. 214.

34. — Ueber Hornsäulen (*Der Hufschmied*, 1889 p. 185; 1898, p. 92; 1891, p. 167).

35. Haubner, *Landwirtschaftliche Tierheilkunde*, 1880.

36. Henle, *Das Wachstum des menschlichen Nagels und des Pferdehufes*, Goettingen, 1884, p. 30 et suivantes.

37. Hess, Ueber Hufkrankeiten und ihre Behandlung (*Tiermedizinische Vorträge*, Leipzig, 1892, p. 71).

38. Hönscher, Hornsäulen *Zeitschrift f. Veterinärkunde*, 1893, p. 296.

39. Hurtrel d'Arboval, *Dictionnaire de médecine, de chirurgie et d'hygiène vétérinaire*, t. II, article Kéraphyllocèle. Paris, 1874, p. 351.

40. Immelman, *Die Horsäule des Pferdes*, Dissertation, Leipzig, 1907.

41. Jensen, *Maanedsskrift for Dyrlaeger*, t. VIII, Copenhague.
42. Joly, *Bulletin de la Soc. centrale de Méd. vét.*, 1899.
43. Jubin (Léon), la Fourbure du pied du cheval (*Journal de Méd. vét.*, t. LIX, et thèse Berne, 1908).
44. Klemm, Einiges über Hornsäule (*Berliner tierärz. Wochenschrift*, 1893, p. 636).
45. Konhäuser, Hornsäulen (*Oesterr. Vierteljahrsschrift f. wissenschaft. Tierheilkunde*, 1885, p. 161).
46. Kotljarow, Sur la régénération de l'appareil kératogène (*Comptes rendus de l'Institut vétérinaire de Charkow*, 1891).
47. Kösters, *Lehrbuch des Hufbeschlags*, 1901, p. 212.
48. Kühn, *Tiermedizimische Vorträge*, 1889, p. 58.
49. Lapôtre, *Bulletin de la Société centrale de Méd. vét.*, 1880.
50. Leblanc, Production cornée anormale trouvée à la région plantaire d'un sabot postérieur d'un cheval (*Recueil de Méd. vét.*, 1855, p. 799).
51. — *Bulletin de la Société centrale de Méd. vét.*, 1880.
52. Lungwitz, Hornsäule (*Koch's Encyklopädie der gesamten Tierheilkunde und Viehzucht*, 1887, p. 498).
53. — Die Hornsäulen (*Der Fuss des Pferdes*, 1898, p. 383).
54. — Hornsäulen oder Horschwiele (*Der Hufschmied*, 1899, p. 157).
55. — Operation und Behandlung einer Hornsäule (*Der Hufschmied*, 1890, pp. 97 et 130).
56. Meyer, *Lehrbuch der Hufbeschlagskunde*, 1869.
57. Möller, *Die Hufkrankheiten des Pferdes*, Berlin, 1895.
58. Möller-Frick, *Lehrbuch der Chirurgie*, 1900, p. 956.
59. Moulé, *Histoire de la Médecine vétérinaire au moyen âge*, 1900.
60. Pader, Un cas de kéraphyllocèle (*Bulletin de la Société centrale de Méd. vét.*, 1898, p. 201).
61. Pellerin, article Seime du *Dictionnaire de Bouley*, 1892, pp. 145, 149 et 173.
62. Peuch et Lesbre, *Précis du pied du cheval et de sa ferrure*, 1896, pp. 87 et 467.
63. Peuch et Toussaint, *Précis de chirurgie vétérinaire*, 1887, t. II, p. 717.
64. Pion, Sur une tumeur de nature cornée dans le sabot d'une jument (*Bulletin de la Soc. centrale de Méd. vét.*, 1897, p. 270).
65. Schimmel, Keratoma diffusum der Hornwand beim Pferde, (*Oesterr. Monatschrift f. Tierheiklunde*, 1901, p. 111).

66. Schimmel, Vortäuschung einer Hufknorpelfistel durch Hornsäule (*Oesterr. Monatsschrift f. Tierheilkunde*, 1905, p. 403).

67. Schwyter (D[r]), *Die Gestaltveränderung des Pferdefusses infolge Stellung und Gangart*, Bern, 1906, p. 23.

68. Straube, Hornsäule und Zehenhornspalte als Folgeleiden eines Hufgeschwürs (*Zeitschrift f. Veterinarkunde*, 1893, p. 148).

69. Tetzner, Studien uber die Blattschicht der Fleischwand des Pferdehufes (*Zeitschrift f. Veterinarkunde*, 1900, pp. 167 et 201).

70. Vatel, *Rapport des travaux scientifiques de l'Ecole royale Vét. d'Alfort*, 1825.

71. — *Recueil de Méd. vét.*, 1828.

72. Vennerholm, *Grundragen af Hästens operativa speciella Kirurgi*, Stockolhm, 1901, p. 593.

73. Wimmer, Hornsäule (*Wochenschrift f. Tierheilkunde und Viehzucht*, 1891, p. 365).

74. Zwickl, Keraphylocele (*Oesterr. Vierteljahrsschrift*, 1876, p. 145).

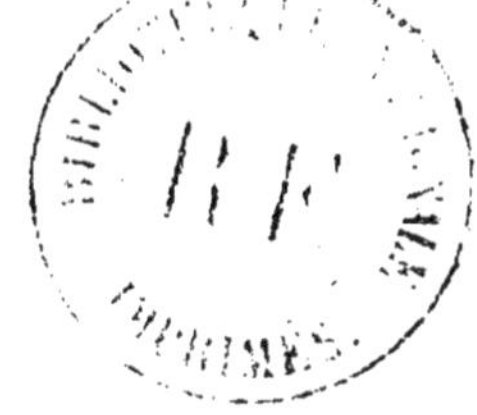

Lyon. — Imprimerie A. Rey et C[ie]. — 52469

www.ingramcontent.com/pod-product-compliance
Ingram Content Group UK Ltd.
Pitfield, Milton Keynes, MK11 3LW, UK
UKHW022001260726
13994UKWH00004B/1884